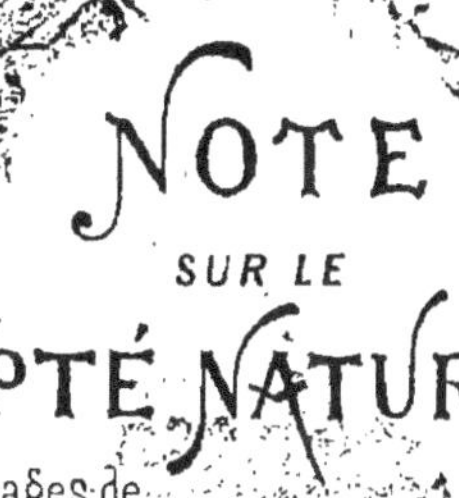

NOTE
SUR LE
MIEL EUCALYPTÉ NATUREL

Sécrété par les Abeilles, noires, sauvages de
Tasmanie (Australasie) dans des ruches construites
par elles, aux sommets d'Eucalyptus gigantesques

par

le Docteur CH. THOMAS-CARAMAN

Médecin de l'Etablissement thermal de Forges-les-Eaux

(NORMANDIE - SEINE - INFÉRIEURE)

(*Note lue à l'Académie de Médecine le 25 Janvier 1887.*)

O. DOIN
LIBRAIRE-ÉDITEUR
8 Place de l'Odéon
PARIS 1887

NOTE

SUR LE

MIEL EUCALYPTÉ NATUREL

SÉCRÉTÉ

Par les Abeilles noires sauvages de Tasmanie
(Australasie),

Dans des ruches énormes,
construites par elles au sommet d'Eucalyptus gigantesques,

PAR LE

DOCTEUR CH. THOMAS-CARAMAN

MÉDECIN

De l'Établissement thermal de Forges-les-Eaux (Normandie, Seine-Inférieure).

Note lue à l'Académie de médecine le 25 janvier 1887.

MACON

IMPRIMERIE PROTAT FRÈRES

—

1887

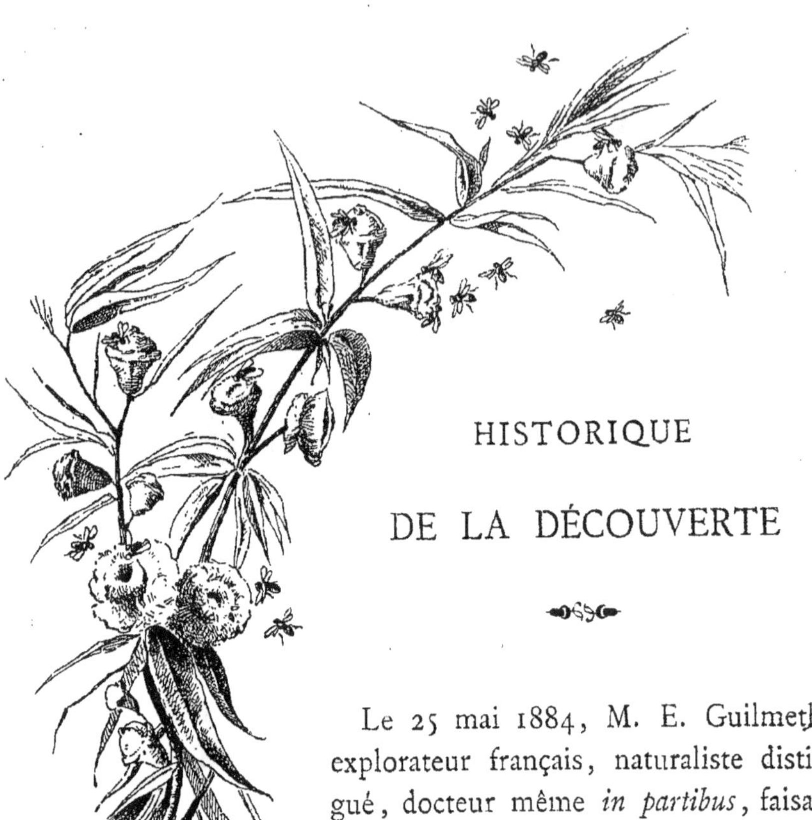

HISTORIQUE

DE LA DÉCOUVERTE

Le 25 mai 1884, M. E. Guilmeth, explorateur français, naturaliste distingué, docteur même *in partibus*, faisant un voyage au centre de l'Australasie, arriva dans une magnifique et vaste clairière, traversée par un cours d'eau peu profond, tapissée d'un épais gazon et entourée d'Eucalyptus hauts de 80 à 120 mètres. Il fit halte au bord de l'eau et, après avoir réparé ses forces, il se mit à examiner le splendide panorama, véritable cirque majestueux au milieu duquel le hasard l'avait conduit. L'œil armé de sa longue-vue, il aperçut bientôt, à l'enchevêtrement de deux grosses branches, à une hauteur d'environ 80 mètres, une hutte bizarre, trapue, arrondie en dôme, aux parois extérieures brunâtres et rappelant un peu les revêtements en torchis de nos campagnes. — Il était trois heures de l'après-midi, le thermomètre marquait 18° à l'ombre et le ciel bleu resplendissait au dessus des nobles sylvains.

Cette massive verrue, cette végétation étonnante (M. Guilmeth croyait avoir découvert une galle monstrueuse) l'intrigua beaucoup. Il continua son examen en changeant de position, sans pouvoir percer le mystère. Monter dans l'arbre à cette hauteur était impossible. Il attendit patiemment, mettant par intervalle sa longue-vue à terre et courbant son col fatigué par une extension prolongée. Sa ténacité reçut récompense.

Vers 4 heures 1/2, en effet, il entendit un murmure continu, un bourdonnement lointain, et il vit alors une myriade d'insectes noirs, moins gros que nos abeilles, s'agiter autour d'une ouverture de la hutte. Nul doute pour notre naturaliste : il s'agissait là d'une ruche immense et d'abeilles noires inconnues de lui.

Alors il se rappela qu'il avait vu quelquefois ses Australiens sucrer leurs breuvages, quand ils étaient malades, avec une sorte de miel qui n'avait même pas attiré son attention. Cette découverte, dont il ne pouvait pas encore calculer l'importance, excita l'enthousiasme de M. Guilmeth à tel point qu'il voulut, sans plus tarder, posséder une de ces ruches. Ordonner une ascension à ses Canaques, les exposer aux piqûres mortelles de la légion apiculaire, était insensé ; il appela ses deux charpentiers qui le suivent dans ses voyages d'exploration, on graissa la scie passepartout, et l'on commença le sciage de l'Eucalyptus choisi.

Chose étonnante, des abeilles-espions dépêchées de la Colonie, venaient, à 5 mètres des travailleurs, faire leur enquête, repartaient à tire-d'ailes, puis d'autres les remplaçaient; il en fut ainsi jusqu'à la fin. Ce travail fut seulement achevé le lendemain; l'arbre avait 7 mètres de diamètre. M. Guilmeth en a vu dont la circonférence était telle que quarante Canaques se tenant pas les mains (ce qui suppose 1^m 50 par homme, les Canaques sont petits) avaient peine à embrasser le tronc. Le diamètre de ces Eucalyptus, d'après la formule $2\pi R$, serait de 19 à 20 mètres.

Enfin, après mille précautions, le sciage progressif suivi d'abattage à la hache des sections obtenues étant terminé, toute la caravane tira sur de longues cordes placées à 25 mètres de hauteur, et le géant, perdant l'équilibre sur son tronc séparé, s'abattit tout d'un coup sur le gazon, ébranlant la terre à plusieurs centaines de mètres. Alors ce fut une rage des abeilles, un bourdonnement étourdissant, un désir violent de ces expulsées de vouloir défendre la maison qu'elles avaient bâtie en commun. M. Guilmeth, qui suivait la scène à distance, fit vêtir de cotonnades une escouade de Canaques, lesquels, face et mains couvertes, s'avancèrent à l'assaut de la ruche, en tapant à tour de bras sur des tambourins du pays. Bientôt la Reine s'envola suivie de presque toutes ses sujettes, et deux heures après la chute de l'arbre, on fut maître de la place. M. Guilmeth put enfin goûter le miel, et il le trouva si chargé de tous les principes actifs de l'Eucalyptus (essences et autres), dont il connaissait les propriétés thérapeutiques si remarquables, qu'il résolut de revenir sur ses pas, la récolte faite, et de nous en envoyer une certaine quantité.

En trois jours on fabriqua, sur place, avec des planches d'Eucalyptus provenant de l'arbre scié, une série de petites caisses qui reçurent le miel. M. Guilmeth en recueillit 3,500 kilogr.; la ruche pesait encore 1,000 kilogr., soit 4,500 kilogr. en tout. Depuis, M. Guilmeth a fait abattre des Eucalyptus dont les ruches ou nids pesaient 6,000 kilogr. et donnaient 5,000 kilogr. de miel, par pleins barils.

L'Abeille noire. — Le miel. — Analyse, composition.

L'Abeille. — Il nous a été impossible de trouver un renseignement quelconque dans aucun dictionnaire, traité ou monographie sur cet insecte. Aussi sommes-nous très heureux de pouvoir présenter à MM. les Membres de l'Académie deux noirs exemplaires de ces merveilleuses ouvrières. Jusqu'à plus ample informé, nous proposons donc de nommer cet insecte *apis nigra mellifica.* Cette abeille est noire, plus petite; sa *languette* ou *trompe* est ou paraît beaucoup plus développée que celle de nos mulets de France ou d'Algérie. M. E. Guilmeth a essayé, sans succès, de la domestiquer en Tasmanie. Par contre, on a tenté de faire essaimer des abeilles en Algérie, au voisinage de plantations d'Eucalyptus. On espérait obtenir, par ce moyen si rationnel, un miel particulier. On sait en effet que le miel de Narbonne doit son parfum spécial au romarin des collines et coteaux qui l'entourent, celui du mont Hymette aux labiées qui couvrent cette montagne. Les abeilles domestiques, condamnées à butiner seulement les fleurs et feuilles d'Eucalyptus, sont mortes peu à peu, et il a fallu renouveler entièrement la flore provisoirement arrachée pour nourrir les nouveaux essaims.

La lentille à deux compartiments séparés par un disque métallique noirci renferme, d'un côté, une abeille entière trouvée dans le miel qui nous a été envoyé, et, de l'autre, des débris d'alvéole, de ruche, plus une jeune abeille toute mignonne. (Grossissement double.)

Les mœurs de nos petites négresses ailées sont, d'après M. Guilmeth, à peu près les mêmes que celles de leurs camarades civilisées.

Le miel. — Passé au tamis moyen, à une température de 20°, il se présente sous l'aspect d'un liquide assez transparent, sirupeux, épais, homogène, de couleur orange foncé. Son odeur, *sui generis*, décèle immédiatement sa nature, sa composition spéciale. S'il est permis d'ainsi dire, il sent l'Eucalyptus à *plein nez*. Il est très soluble dans l'eau, le lait, les vins naturels, beaucoup moins dans l'alcool. Sa fermentation est très difficile à cause de la grande proportion de sucre (lévulose), 612 grammes environ par kilogr. Malgré les précautions les plus attentives, en maintenant le milieu à une température constante de 25°, il nous a été impossible, tout récemment, d'obtenir une fermentation sérieuse.

Analyse, composition. — Depuis fin 1884, il a été fait plusieurs analyses comparatives. Nous citerons seulement la dernière qui est la plus complète et qui permet de se faire une idée exacte de l'immense valeur thérapeutique de ce remarquable produit naturel.

L'analyse suivante a été faite par M. Charles Hérisson, ancien élève du Muséum d'histoire naturelle (laboratoire Frémy), essayeur à la Monnaie, directeur du laboratoire de la pharmacie Chevrier:

Déviation à la lumière polarisée......................... — 22°00
Densité... 1,44

MIEL, 1 KILOGRAMME.

Sucre réducteur (lévulose en majeure partie)............ 611, 6
Cendres... 1, 8
Eau... 215, 6
Principes actifs { Eucalyptol, eucalyptène, terpène, cymol, matières odorantes, résineuses, colorantes 171,00
Total 1000,00

A priori ce qui saute aux yeux, c'est l'énorme quantité de sucre réducteur absolument pur, et surtout celle des principes actifs.

En 1870, après le remarquable travail du docteur Gimbert sur l'*Eucalyptus globulus*, on s'occupa tout particulièrement de l'Eucalyptol seul, produit relativement cher, très peu abondant, qui se sublime le premier, dans la distillation des fleurs ou feuilles, mais on reconnut bien vite qu'avec lui se trouvaient des hydrocarbures en grande quantité, d'une valeur thérapeutique inappréciable, dont un possède des propriétés singulières, vaguement signalées dans les travaux antérieurs. Ainsi M. Hérisson, en suivant les phases diverses de l'analyse, ayant eu l'idée de s'approcher des appareils, fut pris d'éternuements répétés et très violents, tandis que l'on peut, impunément, respirer largement l'Eucalyptol proprement dit, sans éprouver ce besoin impérieux.

L'Eucalyptol du miel, comme MM. les Membres de l'Académie peuvent s'en rendre compte d'après l'échantillon présenté, lequel provient d'une analyse antérieure, forme un liquide blanc, légèrement ambré, presque opaque. L'ensemble des autres principes actifs constitue une masse gris-brun, opaque, d'une odeur spéciale qui diffère de celle de l'Eucalyptol. Elle comprend l'eucalyptène, la terpène, le cymol, etc., etc.

On a essayé de reconstituer le miel eucalypté en mélangeant aussi intimement que possible, au moyen d'un appareil à ailettes, à 20°, toutes proportions égales d'ailleurs à celles indiquées par l'analyse, du miel de Narbonne avec les principes actifs nouvellement extraits du miel eucalypté naturel. Les résultats ont été négatifs ; malgré les soins les plus minutieux, il a été impossible d'obtenir un tout homogène ; les principes actifs restent en suspension ; bientôt le miel reprend son état antérieur, tout ce qui est volatil s'évapore et le reste se cantonne dans la masse, par petites quantités séparées.

Expériences.

Nous les avons commencées, un de mes amis et moi, vers la fin de 1885. Mais nous les avons faites séparément afin de nous servir mutuellement de pierre de touche et de contrôle. Elles ont été instituées sur les animaux et l'homme bien portant (moi entre autres).

1° *Sur les animaux.* — Si l'on donne, en plusieurs fois par jour, à des chiens, dans du lait tiède dont ils sont très-friands, 150 à 175 gr. de miel bien dissous dans ce véhicule naturel, on constate un ralentissement du cœur et, par suite, une diminution très surprenante du nombre des pulsations. Il y a lutte, pourrait-on dire, entre le pneumo-gastrique et les ganglions cardiaques. Après une légère fébricule avec stimulation au début, le pouls crural, battant par ex. 124 fois par minute chez un chien de petite taille, tombe à 75, 70 même. En même temps, la température s'abaisse de près d'un degré centigrade. L'effet produit dure 24 heures au moins, avec légère tendance au sommeil, mais sans aucun symptôme de dépression tonique. Le miel de Tasmanie est donc un modérateur de la circulation et un hypothermique par excellence. Si l'on se rappelle l'expérience de Mosler, on comprend pourquoi ce miel, synthèse naturelle idéale, je le répète, de tous les principes actifs de l'Eucalyptus, possède ces propriétés.

Mosler ouvrit le flanc d'un chien, mit la rate en évidence, fit une injection hypodermique d'eucalyptol et, deux heures après, il constata une réduction de 1 centimètre sur tous les diamètres de l'organe splénique. La quinine n'agit pas autrement; mais quels dangers ne doit-on pas redouter d'un usage prolongé ou de doses élevées de ce précieux alcaloïde ! Ici rien à craindre de semblable ; le miel eucalypté, fébrifuge très puissant, est en outre un aliment de premier ordre, ce qui explique pourquoi nous l'avons vu réussir dans des cas où la quinine ne pouvait être tolérée ou ne produisait pas d'effet utile.

2° *Sur l'homme bien portant.* — Mon ami et moi nous avons fait des expériences parallèles et nous sommes arrivés, à peu près, aux mêmes résultats.

Lorsqu'on prend une bonne cuillerée à bouche de miel eucalypté dans un peu d'eau tiède ou de lait, outre que l'on a le plaisir d'absorber un breuvage fort délectable, on sent, après quelques minutes, une chaleur douce, agréable, envahir tout son être. Au bout d'une demi-heure, l'élimination d'une partie des principes actifs par les bronches et le larynx ayant commencé, la voix devient plus claire, plus éclatante, l'haleine parfumée; il semble que les poumons soient plus élastiques, plus souples. En continuant cette expérience pendant une semaine, à la dose de quatre cuillerées par jour, on arrive à des résultats tels que nous, qui possédons un embonpoint respectable (186 livres environ), nous pouvons gravir deux étages, escaliers deux par deux, sans nous arrêter et sans souffler bien fort. En même temps il y a une légère diurèse avec augmentation de l'urée (dépôt orange au fond et sur les parois du vase) avec une odeur assez prononcée des urines rappelant celle de la cassie plutôt que de la violette. La cassie, mimosée arborescente, très commune en Algérie, sert à préparer un parfum, jadis très en vogue, auquel notre anglomanie ridicule a donné le nom de « New mown Hay » (odeur de foin fraîchement fauché).

Action physiologique.

D'après ce qui précède, on doit conclure que le miel eucalypté naturel possède des propriétés multiples efficaces que nous allons étudier sommairement sous ses cinq faces principales en tant que :

1° *Aliment*. — Il contient 612 grammes par 1.000 de sucre très pur; il peut être et a été administré, malgré son goût très prononcé, sous forme de tartines succulentes, et remplace alors, dans les affections chroniques des bronches, dans les scrofules, les lésions osseuses strumeuses, l'huile de foie de morue, médicament alimentaire très puissant, mais à l'absorption duquel les malades sont très réfractaires.

2° *Anticatarrhal, sédatif du cœur*. — A dose pondérée, c'est le régulateur par excellence des fonctions bronchiques et pulmonaires, le sédatif du cœur sur les battements duquel il agit comme la digitale, sans en avoir les inconvénients. Les muqueuses bronchiques trouvent en lui un modificateur, un modérateur souverain des sécrétions, un antiproliférateur (passez-moi ce mot) des cellules épithéliales.

3° *Fébrifuge.* — L'Eucalyptus, on le sait, par sa croissance fantastique et ses facultés absorbantes, assainit, en peu de temps, tous les terrains humides des régions chaudes (plaines de la Mitidja et du Cheliff en Algérie, etc., etc.). Aujourd'hui, après les immortels travaux de Pasteur, qui a indiqué la voie à suivre, et les découvertes de mon ami Laveran, médecin principal des armées, sur les microbes et parasites générateurs des fièvres paludéennes, on peut dire que l'Eucalyptus, par la rapidité de sa poussée, prenant au sol son excès d'humidité, empêche les fermentations maremnatiques infectieuses de se produire à sa surface. Et, en grandissant, il tue, par ses principes actifs diffusibles, les produits infectieux des fermentations voisines charriés par l'air. Evidemment le miel, par ses 171 grammes sur 1.000 de principes actifs eucalyptés, jouit de toute cette puissance.

4° *Antiputride, parasiticide.* — Cela découle des données ci-dessus énoncées. Et l'on s'explique facilement pourquoi, dans les affections bronchiques spéciales (bacilles de la phthisie et pneumococcus, bacilles des néoplasmes tuberculeux et scrofuleux), son activité régénératrice est merveilleuse ; pourquoi aussi, dans la fièvre typhoïde, il a été employé avec le plus grand succès. De même dans les leucorrhées de cause générale ou accidentelle, entretenues par la pullulation des parasites tels que le lepthotrix vaginalis et les oxyures qui vont se promenant du rectum à la vulve et au vagin.

5° *Antiblennorrhagique.* — Le miel eucalypté, nous l'avons dit, renferme des essences ou oxycarbures d'hydrogène, des hydrocarbures simples nombreux dont un s'élimine principalement par les reins, la vessie, l'urèthre, et agit plus énergiquement encore que le copahu et l'essence de santal.

Applications thérapeutiques.

Le court aperçu suivant résume ce que j'appellerai les observations cliniques. En multipliant chaque type par 6 ou 7, on aurait les cahiers généraux des applications thérapeutiques :

I. M. X....., 44 ans, habitant un pays humide. Bronchite datant de 5 mois. — Dyspnée intense; symptômes pulmonaires habituels, avec expectoration muco-purulente considérable. Voix très voilée, amaigrissement très notable (— 20 livres), teint cachectique, anorexie. Doses : par jour douze cuillerées à café (trois par trois) dans quatre bols de lait tiède, en recommandant de boire après dissolution complète, ce qui a lieu très vite. Au bout de huit jours, dyspnée très amendée, plus d'expectoration, appétit revenu, bonne mine.

II. Mme X...., 62 ans. Bronchite suraiguë datant de 15 jours.— Après 5 jours de traitement, guérison complète. Huit cuillerées à café par jour dans du tilleul.

III. Mlle X...., 21 ans, des environs de Besançon. Pneumophymique très avancée; sueurs nocturnes, amaigrissement considérable, fièvre vespérale, etc., etc. Dose : douze cuillerées à café par jour dans du lait, du vin, des tisanes, enfin dans un véhicule *ad libitum*. Aujourd'hui, après deux mois de traitement, tous les accidents ont à peu près disparu avec le retour des forces et de l'embonpoint.

IV. Mlle X...., 7 ans. Coqueluche intense, 30 accès subintrants par période nycthémérale. — Au bout de huit jours, accès tombés à 6.

V. Mme X..... Catarrhe laryngé professionnel (actrice fort en vue) avec douleur et toux réflexe. — Guérison en huit jours.

VI. Mlle X...., 19 ans. Fièvre typhoïde intense avec délire, pneumonie hypostatique et phénomènes abdominaux graves. — Eau vineuse sucrée de miel eucalypté, 12 cuillerées à bouche par 125 grammes d'eau tiède, après avoir administré, auparavant, un lavement simple. En quelques jours le pouls tombe de 140 à 80 et la température de 41°,2 à 39°. Guérison rapide sans répercussions consécutives.

VII. Mme X...., plusieurs enfants. Leucorrhée muco-purulente excessivement abondante, suite de couches et de lésions utérines ; obligée de vivre toujours garnie. Phénomènes dyspeptiques et névralgiques intenses. — Guérison en 15 jours. Quatre injections par jour à la décoction de douce-amère, avec une cuillerée à bouche de miel chaque fois ; l'injection avec le même liquide tiède durant 20 minutes, après un lavage préalable, à l'eau chaude, de la vulve et du vagin.

Conclusions.

De cette étude concise, nous pouvons conclure que le miel eucalypté naturel est appelé à jouer un grand rôle dans la thérapeutique des affections laryngiennes, bronchiques, pulmonaires, cardiaques, scrofuleuses ; dans les fièvres paludéennes et typhoïdes ; dans la coqueluche ou névrose infectieuse des nerfs expirateurs, dans la grippe ou influenza ; dans les affections rénales, vésicales et vaginales.

Enfin, comme aliment médicamenteux, il peut remplacer avantageusement, soit dans du lait, soit sur tartines de pain (au grand bonheur des patients), l'huile de foie de morue, épouvantail de beaucoup de malades.

Pièces présentées.

J'ai l'honneur, à l'appui de cette note, de présenter à l'Académie :

1° Deux flacons de miel eucalypté naturel ;

2° Un petit flacon contenant des eucalyptols provenant d'une distillation remontant à un an et demi ;

3° Un autre plus grand renfermant les principes non aussi volatils (eucalyptène, résines, matières odorantes, etc., etc.) ;

4° Enfin la lentille à deux loges, où se trouve d'un côté l'abeille noire, notre si intéressante fabricante, et de l'autre des débris de ruche, d'alvéole, avec une toute mignonne abeille.

Paris, 1er mars 1887.

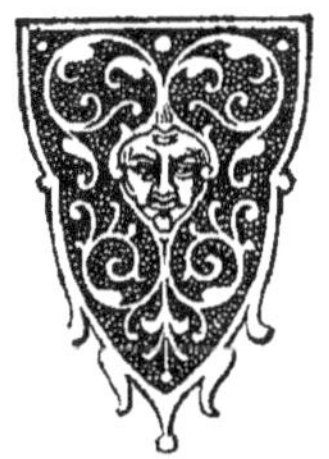

DU MÊME AUTEUR :

Note sur un **Kyste fœtal** provenant d'une grossesse extra-utérine abdominale remontant à cinq ans. (Opération faite au septième mois d'une grossesse nouvelle utérine. Guérison. Présentation de la malade et des pièces anatomiques.) Note lue à l'Académie de médecine le 2 mai 1882. (Epuisé.)

Nouveau système des **Eaux minérales de Forges** (Normandie), par J. Larouvière, médecin du Roy, intendant des Eaux de Forges, édition de 1699, annotée et mise au courant de la science, suivie du portrait littéraire de la duchesse de Chaulnes (Forges au xviiie siècle), avec les plans de Forges-les-Eaux aux xviie et xixe siècles. Paris, 1886, in-8°, O. Doin, libraire-éditeur, 8, place de l'Odéon. Prix........................... 5 fr.

MACON, IMPRIMERIE PROTAT FRÈRES.